# IRIDOLOGÍA SIMPLIFICADA

# IRIDOLOGÍA
## SIMPLIFICADA

DR. BERNARD JENSEN

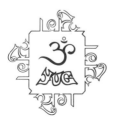

SERIE
LA NATURALEZA
EN LA SALUD

**12**

Título del original: *Iridology simplified*

D.R. © 1980 Dr. Bernard Jensen, d.c. Route 1,
Box 52, Escondido, California 92025, E.U.A.

Primera edición: 1982
reimpresión de la 18ª edición: 2009

D.R. © EDITORA Y . ISTRIBUIDORA " 56 , S. A. .0   C.V.
Puebla 326-1,  Col. Roma,  C.P. 06700,  México, D.F.
editorial@yug.com.mx                    www.yug.com.mx

ISBN 968-7149-13-2

IMPRESO Y HECHO EN MÉXICO

*Expreso mi agradecimiento a
Keith Wills por su ayuda
en la elaboración de este libro.
Él me ha auxiliado enormemente
en mis investigaciones,
seminarios y clases de iridología.
Asimismo agradezco a Michael
Diogo su cooperación técnica
y literaria.*

*La información que aquí se
presenta es sólo un resumen de los
principios fundamentales de la
ciencia de la iridología como ésta
es enseñada por el doctor Bernard
Jensen. Se advierte al lector
que no debe intentar el
análisis clínico del iris basándose
solamente en lo que aquí se
consigna, que no pasa de ser una
simple introducción al tema.*

# Índice

# Cómo se originó la iridología

A PRINCIPIOS del año 1800 un muchacho llamado Ignatz von Peczely, quien vivía en la población de Egervar, cerca de Budapest, en Hungría, cazó un mochuelo en su jardín. Tenía once años en la ocasión aquella en que forcejeaba con el asustado pájaro y tuvo que vérselas con las fieras garras del animal, que instintivamente trataba de defenderse. Durante el forcejeo el muchacho rompió por accidente una de las patas del pájaro y, mientras uno al otro se veían furiosos, observó cómo una línea negra surgió de pronto en uno de los ojos del mochuelo. Von Peczely vendó la pata del ave y la estuvo curando hasta que, ya sana, la dejó en libertad; pero el animal permaneció en el jardín durante varios años después del incidente. Así pudo Von Peczely advertir cómo aparecían líneas blancas y quebradas en el ojo del pájaro, sobre el lugar en que surgiera originalmente la línea negra.

Dicha línea negra terminó por ser sólo una manchita rodeada por las líneas blancas y un discreto sombreado. Al crecer, Von Peczely se convirtió en médico y jamás olvidó el incidente del mochuelo. Su trabajo en el pabellón de cirugía del hospital de un colegio le dio la oportunidad de observar los iris en los ojos de los pacientes que sufrían accidentes, y lo hacía tanto antes como después de las operaciones que en aquéllos se prac-

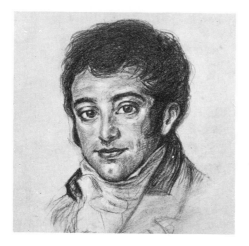

*Ignatz von Peczely.*

ticaban. El estudio de los cambios que en los ojos ocurrían en coincidencia siempre con los daños, la cirugía o las enfermedades, convenció a Von Peczely de que existía una relación entre las alteraciones tisulares del iris y el resto del organismo, con lo que llegó a la certidumbre de que en el iris se reflejaban los cambios tisulares de los diversos órganos del cuerpo. Así, fundándose en sus descubrimientos, Von Peczely trazó la primera gráfica de iridología.

En coincidencia histórica con estos hechos, el reverendo Nils Liljequist, clérigo sueco, descubrió la relación entre los depósitos o acumulaciones de varios medicamentos en el cuerpo y las alteraciones de color que aparecían en lugares específicos de los iris. Liljequist fue un joven enfermizo a quien se administraron dosis masivas de quinina y esto lo llevó a establecer la correlación entre la coloración amarillo verdosa de sus ojos y el uso de dicha droga.

La iridología ha progresado enormemente desde el año 1800. Numerosos científicos y médicos la han estudiado experimentalmente, revisando y corrigiendo la primera gráfica trazada por Von Peczely. La iridología se funda, pues, en la observación científica. Sin embargo, es una de las ciencias que no se pueden relacionar con pruebas de laboratorio en vista de que no proporciona información clínica, y como el estado presente de la medicina occidental tampoco resuelve todos los problemas, es verdaderamente difícil la comparación de dos sistemas científicos cuando se basan en informaciones de tan distinta índole.

El doctor Bernard Jensen es el precursor de la ciencia de la iridología en Estados Unidos y ha elaborado una de las gráficas iridológicas más completas para indicar el lugar de los iris en el cual se refleja cada uno de los órganos del cuerpo. Su gráfica sigue siendo la más exacta que existe.

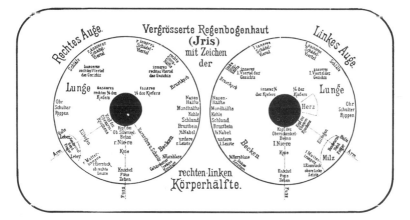

*La primera gráfica para iridología, creada y utilizada por Ignatz von Peczely a mediados del siglo pasado.*

13

# Qué es la iridología

LA IRIDOLOGÍA es la ciencia y práctica que nos revela la presencia de inflamación, su localización en el organismo y su estado de manifestación. El iris exterioriza la constitución corporal, sus debilidades innatas, el nivel de salud que se posee y los cambios que en el organismo han ocurrido como consecuencia de la forma de vida que se haya llevado.

La iridología es la ciencia que trata del análisis de las delicadas estructuras del iris, la porción de los ojos que rodea la pupila y en la que se manifiesta el color. En la mitología griega Iris era la reina del arco iris, y en *La Ilíada* era la mensajera de los dioses. Cuando se le ve amplificado, el iris se nos muestra como un mundo de delicado detalle, como un territorio de múltiples aspectos.

El iris se asemeja a un sistema de comunicación capaz de manejar un número asombroso de datos en un lenguaje programático que se revela a sí mismo en el carácter representado por cada una de las fibras individuales que lo componen y que existen en cantidad incontable. Las combinaciones posibles entre los diversos caracteres representados por las fibras es de una variedad infinita.

Ahora, como en el pasado, muchos médicos dedicados al cuidado de la salud por medio de la impartición de primeros auxilios se han servido de esta forma de análisis al lado de otras técnicas de diagnóstico, facilitándose con ello un más completo entendimiento de lo que la salud de sus pacientes reclama.

A través de las edades los ojos han sido proclamados como las ventanas del alma. Ahora, además, reconocemos que son también los espejos del cuerpo. Lo que se manifiesta en los ojos y sus alrededores se utiliza desde hace mucho tiempo como indicios del estado de salud de las personas; pero hoy nos damos cuenta de que la información que se revela en ellos es mucho más amplia que lo que antaño pudiera imaginarse.

Una inspección más completa, valiéndonos de los medios que actualmente pone a nuestro alcance la tecnología siempre en expansión, nos permite considerar al iris como la pantalla de una microcomputadora que exhibe las funciones y condiciones del organismo, de manera que en verdad merece la atención seria de toda persona de pensamiento honesto y libre de prejuicios.

Aplicando los principios de la iridología es posible observar en los ojos signos reflejos tanto de estados normales como de condiciones anormales del organismo. La iridología no compara a las personas en busca de una norma; más bien, equipara los aspectos de fortaleza y debilidad individuales: un órgano débil que forma parte de un cuerpo fuerte exhibe características diferenciales que nos permiten identificar a tal cuerpo como padecedor de una debilidad, a pesar de su fortaleza general.

# Cómo funciona la iridología

EL IRIS es el más complejo de los tejidos orgánicos que tienen contacto con el mundo exterior; es una extensión del cerebro que está increíblemente dotada de centenares de miles de terminaciones, minúsculos vasos sanguíneos, músculos y otros tejidos. El iris está interconectado con cada uno de los órganos y tejidos del cuerpo por medio del cerebro y el sistema nervioso. Las fibras nerviosas reciben sus impulsos por vía de conexiones con el nervio óptico, los tálamos óticos y el paquete de nervios que recorre la médula espinal, los que embriológicamente están formados de tejidos mesodérmico y neuroectodérmico. Ambos sistemas nerviosos, simpático y parasimpático, se encuentran presentes en el iris.

De esta manera, en el iris la naturaleza nos ha colocado, por decirlo así, pequeñas pantallas de televisión que nos exhiben las porciones más remotas del cuerpo mediante respuestas nerviosas reflejas. Nos hemos dado cuenta de que el ojo funciona en dos direcciones: no solamente lleva las imágenes del mundo exterior al interior, sino también imágenes de lo que acontece en el interior del organismo hacia el exterior.

Las fibras nerviosas del iris responden a modificaciones en los tejidos orgánicos, lo que manifiestan mediante una fisiología refleja que corresponde a cambios y localizaciones tisulares específicas.

La explicación científica sobre la forma exacta en que este proceso opera neurológicamente está aún por conocerse. Se está llevando a cabo mucha experimentación con el fin de llegar a mejor entendimiento de esta fenomenología, pero mientras tanto podemos descansar en la certidumbre que proviene de datos empíricos coleccionados durante más de 150 años, datos que nos permiten concluir que lo que hemos aprendido hasta la fecha es exacto y confiable para la mayor parte de los seres humanos normalmente organizados en cuanto a sus funciones corporales.

El iris revela las fortalezas y debilidades individuales de las personas y el daño que se ha hecho al cuerpo debido a malos hábitos de vida; de igual manera, exterioriza la maravilla funcional de aquellos que han vivido correctamente, de acuerdo con las leyes del universo.

# Qué es la gráfica de la iridología

CON EL PASO de los años la observación cuidadosa en ambientes clínicamente adecuados nos ha permitido descifrar el misterioso lenguaje del iris. Hoy contamos ya con un mapa topográfico que nos guía de manera muy exacta en el estudio de sus superficies. De esta manera es posible literalmente leer en los iris el estado de los tejidos de la persona examinada, considerándola un todo, puesto que de hecho la estamos viendo en sus propios ojos "como un todo".

La gráfica elaborada por el doctor Bernard Jensen es el fruto de 50 años de estudio e investigación intensivos. Tras muchos años como discípulo de los maestros de iridología del pasado, el doctor Jensen ha recopilado en un cuerpo de doctrina todos los aspectos y detalles cuya exactitud ha comprobado por medio de la verificación en su práctica como clínico.

Cada órgano se encuentra identificado en la gráfica, y aquellos de mayor importancia están, además, dibujados, con lo que resulta fácil su ubicación. Dicha gráfica, pues, es una representación del organismo en el iris indicando los lugares de éste en que cada parte del cuerpo está ubicada normalmente. Se podrán encontrar excepciones, teniendo en cuenta que también existen diferencias individuales en casos particulares.

Fundamentalmente, en la gráfica se representa la

19

ubicación de los diversos órganos y tejidos a la manera de un mapa, aunque en el iris hay algunos signos y particularidades inexplicables hasta la fecha.

Utilizando una gráfica transparente sin la nomenclatura es posible proyectar una imagen del iris en una pantalla de retroproyección y sobreponer la gráfica transparente en la imagen del iris, procedimiento que hace practicable un análisis individual del iris que resulta muy exacto. Observando las áreas principales, que están claramente dibujadas en la gráfica transparente, es posible orientar ésta para hacerla corresponder con las diferencias individuales.

Las observaciones logradas después de mucho tiempo y gastos reuniendo datos empíricos han hecho de esta gráfica el más exacto mapa del iris que puede encontrarse y que, en testimonio a su confiabilidad, hoy es utilizado por iridólogos del mundo entero.

# GRAFICA IRIDOLÓGICA

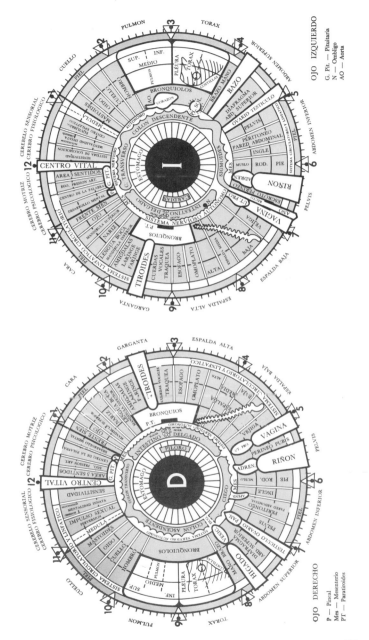

**OJO IZQUIERDO**

G. Pit. — Pituitaria
N — Ombligo
AO — Aorta

**OJO DERECHO**

P — Pineal
Mes — Mesenterio
PT — Paratiroides

# Gráficas por sistemas orgánicos

LAS ILUSTRACIONES siguientes muestran una de las maneras en que se obtiene información por medio del iris. Localizando porciones específicas en la topografía del iris es posible observar el reflejo del estado de cada sistema orgánico. Los varios sistemas se pueden comparar para evaluar condiciones de salud interrelacionadas. De este modo la iridología nos proporciona mucha información útil en relación con el nivel general de salud de la persona examinada.

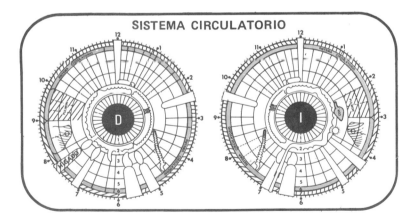

# SISTEMA DIGESTIVO

# SISTEMA RESPIRATORIO

# SISTEMA ELIMINATORIO

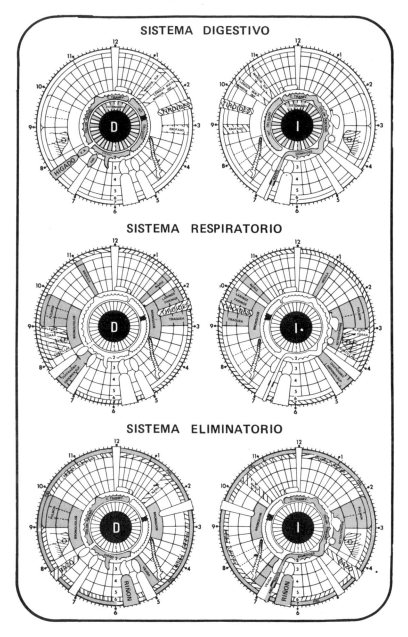

# Fisiología de las indicaciones del iris

EL DIAGRAMA anexo ilustra los tejidos del iris en corte seccional y es una representación de cómo se forman los signos que aparecen dentro y sobre dichos tejidos. Las fibras que corren radialmente a partir de la pupila se conocen como la trabécula y constituyen las capas más externas. Estas fibras se elevan o descienden de acuerdo con los síntomas que en ellas se reflejan, dando lugar a áreas claras y a diversos grados de oscurecimiento.

La iridología gradúa las condiciones tisulares reflejas en cuatro estados: agudo, subagudo, crónico y degenerativo. Cuando el tejido corporal está activo, inflamado, a veces doloroso y consume nutrientes en alta propor-

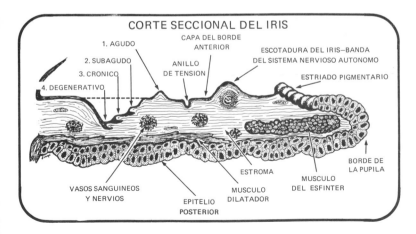

CORTE SECCIONAL DEL IRIS

ción, en el iris esta condición se refleja en una coloración muy blanca del área correspondiente. Esta señal se asocia con catarro y eliminación de mucosidades, irritación tisular, inflamaciones y sensibilidad excesiva. Se trata de estados activos en los que el organismo está desembarazándose de acumulaciones tóxicas y, literalmente, aseando la casa.

Las áreas de claridad, que se presentan cuando las fibras del iris se levantan de la superficie, aparecen con una coloración blanquecina, aunque en realidad son transparentes.

Cuando la fuerza nerviosa se pierde, los nutrientes se encuentran extremadamente agotados y la circulación se ve reducida debido a la fatiga, el estado de actividad aguda de los tejidos cae en uno de hipoactividad que en iridología se denomina estado subagudo.

Esto se aprecia como un oscurecimiento de lo que antes se veía muy blanco, lo que indica que se está ante una situación en la que la integridad tisular es reducida. Con frecuencia el individuo viene al mundo con esta condición presente en algunos de sus órganos, a causa de debilidades innatas provenientes de la línea genética de los padres.

En el estado subagudo la vitalidad tisular es menor de lo que debiera serlo, porque los nutrientes disponibles no están siendo absorbidos adecuadamente y el tejido afectado no puede retenerlos.

Entre la iridología y la nutrición existe una relación simbiótica, pues en todos los estados morbosos subyacen implicaciones nutricionales: cuando el iridólogo observa tejido debilitado, al mismo tiempo está advirtiendo un desequilibrio nutricional en dicho tejido.

Es aquí donde la iridología encuentra una de sus aplicaciones más útiles, al mostrar tejido débil y revelar el lugar del organismo donde se halla, así como sugerir la clase de alimentación que se hace necesaria para corregir en forma específica la situación.

Cuando un estado subagudo no se atiende y la persona afectada continúa viviendo en forma inadecuada y sujeta a tensiones, con el transcurso del tiempo tal estado se irá tornando más y más subagudo. Aquí se advierte que la integridad tisular se encamina hacia el estado crónico, en el que la nutrición inadecuada cobra fuertes tributos.

En los estados crónicos los desechos metabólicos no son eliminados, la actividad celular se congestiona, los impulsos nerviosos se adormecen y se dan las condiciones propicias para el aparecimiento de enfermedades serias. Es entonces cuando el paciente contrae el cúmulo de padecimientos a los que se adjudica una lista interminable de nombres. Se estima que el 80% de las enfermedades que padecen los habitantes de Estados Unidos son crónicas.

La corrección de los estados crónicos es difícil y se requiere de perseverancia y dedicación para poder regresar a hábitos de vida mejores y más saludables. Es mucho más sencillo conservar la salud que recuperarla cuando se ha perdido.

Cuando los estados crónicos no se atienden y se persiste en efectuar actividades desvitalizadoras, los pacientes se verán confrontados con el estadio final de la alteración de los tejidos orgánicos: decadencia, degeneración y necrosis. Esto se representa en el iris en la forma de agujeros negros en los que las fibras simplemente se han perdido de vista. Condiciones como ésta son graves y difícilmente reversibles.

Para conocer adecuadamente los niveles de salud individuales se debe saber en qué lugares del organismo están localizados los tejidos más débiles, pues de esta manera los pacientes podrán esforzarse por fortalecerlos y además por evitar aquellos hábitos y prácticas que van minando la integridad tisular. Así es como se debe enfocar el cuidado preventivo de la salud.

No se ha visto nunca un iris perfecto. Todo individuo exhibe cierto grado de debilidad tisular, ya genéticamente determinada, ya adquirida. Con frecuencia son observables combinaciones de los estados de salud tisular dentro de un mismo órgano. Tejidos crónicamente enfermos que aparecen mezclados con otros en estado sumamente agudo darán por resultado neto una condición de normalidad funcional.

He aquí un ejemplo de cómo la iridología puede ser de gran auxilio en el esclarecimiento de la forma en que se integra el problema físico de un individuo: los órganos bilobados, tales como pulmones, riñones, tiroides, etcétera, pueden manifestar un estado hiperactivo en un lado e hipoactivo en el otro, lo que produce un resultado neto de normalidad, comprobada por medio del laboratorio. Para el observador avezado la iridología podrá revelar información que resultará auxiliar en la eliminación de la confusión a este particular, puesto que señala las condiciones aisladas de los tejidos.

La iridología *no* da nombre a las enfermedades, pero sí muestra la condición en que se encuentran los tejidos. A partir de esta información podrán apreciarse las predisposiciones, tendencias y dirección favorables o desfavorables de tal condición. La magnitud de los depósitos o acumulaciones de materias tóxicas es también observable.

A este respecto la iridología se convierte en instrumento poderoso para la mejoría de la salud y el rejuvenecimiento de los tejidos. Revela asimismo la constitución del individuo, información valiosa cuando se trata de investigar la reacción de la persona al tratamiento y su capacidad de recuperación. Esto indicará al practicante la intensidad a que ha de proseguir el tratamiento y la proporción en que el organismo del paciente puede aprovecharlo razonablemente.

Pero lo más valioso de la iridología es su eficacia para prevenir las dificultades futuras en relación con

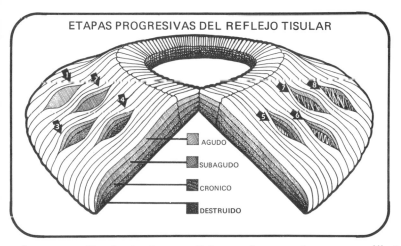

ETAPAS PROGRESIVAS DEL REFLEJO TISULAR

AGUDO

SUBAGUDO

CRONICO

DESTRUIDO

*La progresión hacia las condiciones degenerativas se manifiesta por: estado agudo (1), subagudo (2), crónico (3), degenerativo (4). La progresión hacia la recuperación de la salud es un proceso de reversión en el que van apareciendo las fibras de nuevo tejido (5, 6. 7 y 8).*

la salud del paciente. De hecho se puede ver los cambios que ocurren en los tejidos aun antes que los síntomas se presenten, y así la iridología es, por lo tanto, instrumento poderoso para el cuidado preventivo.

La ilustración antecedente muestra gráficamente cómo se manifiestan las cuatro condiciones generales a que se ha hecho mención y de qué manera se recupera el paciente a medida que avanza el tratamiento.

# Topografía fundamental del iris

PARA EL principiante en la práctica iridológica será muy útil poder reconocer los rasgos principales del iris. La iridología implica el estudio de una estructura tisular muy compleja. En cada iris, diferentes uno del otro y correspondientes con el lado respectivo del cuerpo, hay más de 90 áreas específicas conocidas; por consiguiente existen 180 divisiones iridológicas para recabar la información que aparece en ambos, cada uno menor que una monedita de diez centavos.

Partiendo de la pupila hacia afuera, el primer rasgo mayor en importancia aparece como a una tercera parte y forma la escotadura **del iris** o banda del sistema ner-

*El iris se divide en siete zonas principales.*

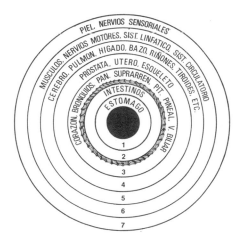

vioso autónomo, la que con frecuencia se presenta en forma caprichosamente irregular (véase la ilustración). Este rasgo separa los órganos de asimilación y digestión de los demás que integran el cuerpo. En la parte interior de dicha banda se encuentran las representaciones del estómago, así como de los intestinos delgado y grueso, y la banda misma figura al sistema nervioso autónomo.

Hacia afuera de la banda se encuentran las representaciones de todos los otros órganos y tejidos del cuerpo de la manera que se describe en la gráfica iridológica.

En la ilustración se observa que existen siete zonas, cada una con un contenido específico.

En la mayoría de los individuos las áreas correspondientes a pulmones, riñones, intestinos e hígado resaltan como rasgos orientadores a partir de los cuales se puede principiar a establecer la proximidad de las otras áreas que atraigan la atención del analista.

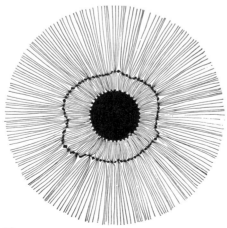

*La b a n d a del sistema nervioso autónomo es una marca característica de primera importancia.*

# Constitución del iris

LA PRIMERA impresión que se recibe de la observación del iris es su aspecto general en el sentido de qué tan claro u oscuro aparece, cuántos agujeros presenta (o bien falta de agujeros), lesiones, colores y texturas. Esta "impresión general" nos da una idea inicial con respecto al carácter constitucional del iris en estudio.

Para ilustrar lo anterior principiemos por hacer una comparación entre los varios grados de textura observables: la de un tejido de seda, o de algodón, o de arpillera áspera, o de estopa. La proximidad de las fibras y su uniformidad indican fortaleza constitucional. Una persona con características de buena constitución raramente enferma, y cuando eso sucede se recupera con rapidez en reacción al tratamiento adecuado. Mientras más irregular y burda se presenta la estructura de las fibras, mayor es la indicación de debilidades en el paciente. A las personas con mala constitución les resulta más difícil conservar un nivel de salud adecuado, y se requiere conocimiento mayor de las fuerzas operantes y las prácticas necesarias para elevar la vitalidad.

Mientras más fuerte sea la constitución, mayor será la capacidad del organismo para retener los nutrientes, desalojar los desechos metabólicos y continuar las actividades celulares vivificantes.

Quienes tienen constitución débil no pueden mantener niveles adecuados de nutrición, los procesos metabólicos son en ellos más lentos y las acumulaciones de toxinas más probables. Sin embargo, el paciente con mala constitución puede lograr salud y larga vida si se atiende convenientemente. Y quien posea buena constitución pero se descuide, se agotará con rapidez y perderá su fortaleza.

Con frecuencia se observan combinaciones de distintos grados de fortaleza constitucional en la misma persona. La calidad constitucional se aprecia en una escala de 1 a 10, en la cual 5 es la media y 1 la mayor.

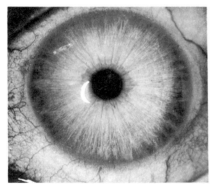

*Constitución adecuada.*

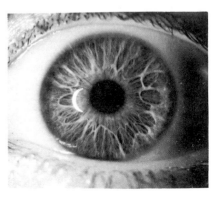

*Constitución deficiente*

# Signos y marcas principales en el iris

HAY MUCHOS detalles a observar en los rasgos del iris. Los más obvios son los que aquí se mencionan para que el principiante pueda comenzar a entender sus significaciones básicas. Como este libro es solamente una introducción y no un tratado profundo, quien desee ir más adelante en estos estudios podrá recurrir a la obra *Ciencia y práctica de la iridología,* del doctor Bernard Jensen (Editorial Yug, México, D. F.).

Los signos y marcas principales en el iris son: color y sus variaciones, lesiones, lagunas, criptas, el borde escamoso, los radios solares, el rosario linfático, irritaciones, el arco senil, los anillos nerviosos, el anillo del colesterol-sodio y las varias configuraciones de la pupila.

## COLOR DEL IRIS Y SUS VARIACIONES

Actualmente, en el mundo sólo hay ojos de dos colores: azul y castaño. La estructura del estroma es diferente en ellos, y en tanto los ojos azules son menos densos, su trabécula más expuesta, más claramente notable, de tal modo que es fácil estudiarlos, los ojos castaños son densos, no muestran con claridad la trabécula y, por lo tanto, es difícil analizarlos.

Hay variaciones entre los ojos verdaderamente azules y los verdaderamente castaños. Existen personas cuyos padres tienen, el uno, ojos azules y el otro castaños, y los descendientes resultan con una mezcla de ambos colores. Genéticamente los ojos azules son recesivos y los castaños dominantes.

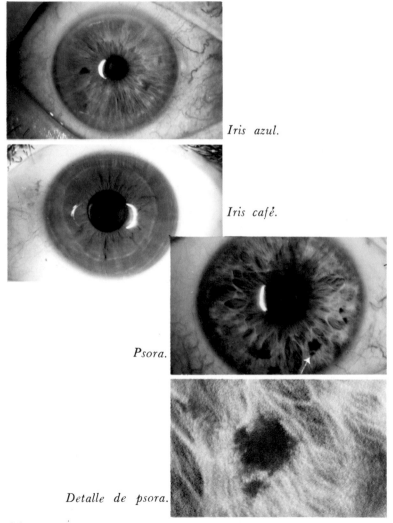

*Iris azul.*

*Iris café.*

*Psora.*

*Detalle de psora.*

Con frecuencia se observa en los iris manchas de color de densidades distintas, las que han sido clasificadas de dos modos: psora y depósitos de medicamentos. Las manchas de psora, o comezón de origen psórico, son densas y oscuras.

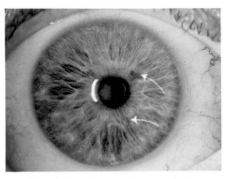

*Depósitos de medicamentos.*

Por lo general son sustancias químicas heredadas de padres a hijos. Cuando una línea blanca circunda estas áreas indica que hay irritación en el tejido correspondiente.

Las manchas de psora pueden distinguirse de las de medicamentos o sustancias químicas en que éstas son generalmente más pequeñas y de color diferente. Cuando la posibilidad existe, es muy difícil eliminar del iris estos pigmentos; pero con un cambio saludable en el modo de vida y de trabajo uno puede reducir en mucho su efecto en la generación siguiente.

Los depósitos de sustancias químicas, incluyendo los medicamentos, se manifiestan en el iris como manchas de tono amarillo brillante, rojo, naranja y de otros colores. Comúnmente pequeñas y dispersas sobre la superficie del iris, se encuentran casi siempre en las zonas digestiva y glandular, y por lo general son depósitos que, provenientes del ambiente, se han acumulado a lo largo de la vida. Cuando las hereda la generación siguiente se manifiestan como psora.

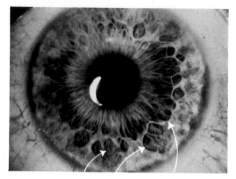

*Lesión, laguna, cripta.*

En el iris existen signos que indican reducción de la calidad constitucional y representan debilidades adquiridas o heredadas en el organismo. Se diferencian por sus formas y porque varían en cuanto a tamaño y grado de oscurecimiento.

Una lesión "abierta" es aquella que tiene uno de sus extremos abierto, en tanto que el otro lo tiene, por lo general, "cerrado". El hecho de que se encuentre "abierta" indica al iridólogo que el tejido correspondiente está activo y que las funciones nutricias, circulatorias y metabólicas ocurren, aunque de manera más lenta.

Los tejidos inherentemente débiles del organismo tienen menor capacidad para retener los minerales y son menos vigorosos que los demás tejidos del cuerpo.

Con el término "laguna" se designa las lesiones cerradas; es decir, aquellas cuyos dos extremos están ocluidos, hecho que indica la existencia de un estado de encapsulación, estados en cuya identificación la iridología es muy útil. El proporcionar a esos tejidos los elementos químicos apropiados será el principio de la labor que permitirá la recuperación de la salud y el logro del rejuvenecimiento.

Las "criptas" son las lesiones de tamaño pequeño, cerradas y por lo general muy oscuras, en el borde ex-

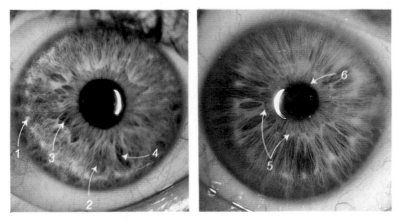

*Las cuatro etapas como aparecen en el iris: 1, aguda; 2, sub-aguda; 3, crónica; 4, degenerativa. El numeral 5 muestra la banda del sistema nervioso autónomo; el 6, la margen pupilar.*

terno de las cuales se encuentra a menudo una línea blanca que lo circunda, lo que muestra que se ha formado tejido cicatricial para fortalecer la encapsulación.

RADIOS SOLARES

Éstos, líneas elongadas y oscuras que se proyectan del centro hacia afuera como los rayos de una rueda, comúnmente se originan en la banda del sistema nervioso autónomo e indican que el intestino está intoxicado y funciona con lentitud. De ordinario son más densos en la región correspondiente al colon transverso e irradian hacia la porción superior de los iris, área relativa al cerebro.

Imagínese a esos radios como embudos o cañadas por los cuales circulan los materiales tóxicos hacia los ór-

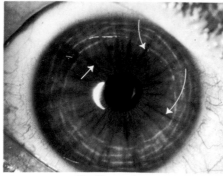

*Radios solares.*

ganos y tejidos en que dichos radios terminan. Son canales conductores de tóxicos que, mediante su profundidad y oscuridad, señalan el grado de intoxicación presente.

Los radios solares indican que el intestino y el organismo en general del individuo en quien se presentan requieren limpieza y desintoxicación. Además, con frecuencia muestran que hay infestación parasitaria o, cuando menos, un estado interno que es marco propicio al surgimiento de tal infestación.

LOS ANILLOS NERVIOSOS

Los anillos nerviosos o anillos de calambre neurovascular, que señalan tensión nerviosa excesiva, se forman por un encorvamiento de las fibras del iris. Cuando dichas fibras se comprimen o agarrotan forman círculos concéntricos o porciones de arco que varían en intensidad desde la indicación del estado agudo cuando son blancos, hasta la correspondiente al estado crónico cuando son oscuros.

Los anillos nerviosos muestran que el individuo en examen se encuentra bajo tensión nerviosa, la cual se manifiesta en el sistema muscular, causando ansiedad y acumulación de tensiones. Cuando se presentan en la región correspondiente al estómago existe la posibilidad de que haya indigestión nerviosa.

Los anillos nerviosos gruesos indican la necesidad de descanso, que puede consistir en la eliminación de las irritaciones físicas y las perturbaciones o alteraciones de carácter mental. Mediante la observación del sitio en donde se originan e insertan dichos anillos se puede determinar cuáles tejidos están más afectados.

*Anillos nerviosos en iris azul.*

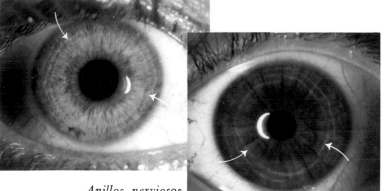

*Anillos nerviosos en iris castaño.*

BORDE ESCAMOSO

En la periferia del iris, en la zona 7, se localiza la región correspondiente al integumento o envoltura del cuerpo: piel, pelo y uñas, sitio en el cual acaso apareciere un área oscurecida que recibe el nombre de borde escamoso, que quizá surja sólo en la periferia o la rodee por completo; puede ser delgada y tenue o bien penetrar profundamente en el iris. Cuando se muestra oscura es señal de una piel poco activa que elimina con

41

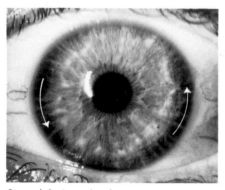

*La piel intoxicada se ve como un anillo escamoso.*

lentitud, lo que hace que materias tóxicas y desechos metabólicos se acumulen allí.

La piel es una membrana que funciona en dos direcciones y permite que la humedad y el aire entren al organismo y salgan de él. Las sustancias tóxicas pueden penetrar fácilmente por la piel cuando está expuesta a solventes, fijadores, pinturas, fertilizantes, contaminantes y otros elementos químicos que se hallen contenidos en el agua o el aire.

La piel es un órgano vital que, como el intestino y los pulmones, debe eliminar diariamente sustancias tóxicas, y su capacidad para hacerlo disminuye cuando se viste ropa gruesa y ajustada.

EL ROSARIO LINFÁTICO

El sistema linfático se localiza en la zona 6 y ocurre que cuando la circulación linfática se encuentra entorpecida y sobrecargada de materias de desecho, se produce una congestión, estado que se manifiesta en el iris como pequeñas manchas al modo de nubecillas.

Algunas veces dichas nubecillas son observables en el interior del iris a distancias que varían; pero por lo general se encuentran cercanas a la periferia y semejan un cordoncillo de perlas o rosario, de cuya apariencia deriva el nombre que se les asigna. La blancura de tales manchitas indica la existencia de actividad aguda o inflamación. A veces tienen color amarillento o café, lo que significa que ese estado ha subsistido por algún tiempo.

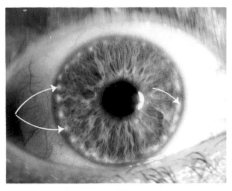

*Manchas blancas periféricas que indican congestión linfática.*

Cuando el organismo no funciona adecuadamente se producen acumulaciones de catarro o mucosidades y aminora la resistencia corporal a la tensión y la enfermedad, hechos que dan lugar a que el cuerpo se vuelva susceptible a múltiples padecimientos.

Ya que la circulación linfática tiene como base la contractura muscular, el ejercicio es necesario para prevenir las congestiones linfáticas.

Las amígdalas y las adenoides, tejidos linfoides, han sido extirpadas a muchas personas debido a que dichas glándulas estuvieron sobrecargadas e hipertróficas como consecuencia de haber retenido excesiva cantidad de materia tóxica que no fueron capaces de eliminar adecuadamente. Sin embargo, en tales casos estuvo indicado un programa de limpieza, ejercicio y nutrición apropiada, lo que hubiese contribuido a evitar la congestión linfática en años posteriores.

Otros órganos relacionados con la circulación linfática son el apéndice y el bazo.

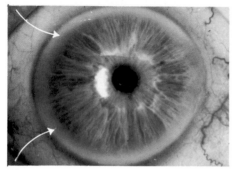

*Una periferia blanca sólida indica desequilibrio metabólico.*

Un anillo sólido y blanco que aparezca en la periferia sobre la zona 7, circundando al iris, se denomina anillo del sodio, extensión de la esclerótica, o blanco del ojo, que se ha doblado por sobre el borde de la córnea y cuya anchura varía de acuerdo con la severidad del estado de salud que así se manifiesta.

Este signo indica desequilibrio químico en el organismo, aunque en el pasado se le asociaba con la presencia excesiva de sales químicas en los alimentos o el ambiente: mineros de sal, marineros, etcétera.

Hoy se le tiene, además, por una indicación de que en el cuerpo hay en exceso colesterol y triglicéridos y, por lo tanto, con frecuencia se le da también el nombre de anillo del colesterol. Esta condición orgánica es acompañada por un defectuoso metabolismo del calcio, que ocasiona el que éste deje de estar en solución y se acumule en las articulaciones. Asimismo, se asocia a los depósitos de compuestos de sales inorgánicas en el cuerpo, los que causan problemas similares.

Aparte de lo anterior, el endurecimiento de las arterias y la presión sanguínea elevada se asocian con mucha frecuencia también al anillo del sodio. Por medio del buen consejo acerca de la nutrición y del cambio conveniente de dieta, esta situación puede normalizarse.

## ARCO SENIL

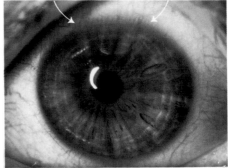

La indicación de edad avanzada se encuentra ordinariamente en la parte superior del iris, en la zona 7, en el área del cerebro y en la periferia. Tiene la apariencia de una porción de anillo del sodio, pero de hecho

*Un delgado arco blanco en la parte más alta del iris indica anemia cerebral.*

muestra un estado de anemia cerebral. Aparece como un arco, blanco y a menudo borroso en los bordes, que hace que el iris se vea en forma de almendra u óvalo.

Cuando la oxigenación de la sangre y la circulación son deficientes, los tejidos cerebrales no obtienen la nutrición que requieren y los desechos metabólicos no son eliminados con la rapidez adecuada. A menudo se asocia a dicho estado un entorpecimiento de la capacidad y las funciones cerebrales, que hace que las cosas no se aprecien intelectualmente en forma tan clara como debiera ser.

Esta condición se da cada vez más y más entre las personas jóvenes. Se requiere ejercicio vigoroso y conveniente a fin de hacer que la sangre circule y para proporcionar al cerebro el oxígeno que necesita.

Hoy en día vivimos en un mundo que provoca múltiples irritaciones que se reflejan en el iris como fibras blancas, agudas y muy activas. Son áreas de extraordinaria blancura que por lo común irradian a lo largo de la longitud trabecular. Desde líneas delgadas y evanescentes hasta masas considerables, indican energía nerviosa que se está consumiendo en grandes proporciones.

Sobre los órganos que atraviesan suelen producirse acumulaciones de ácidos, dolores y descargas. Con frecuencia se les asocian estados febriles o infecciones de poca intensidad. Se trata de un signo de crisis alimentaria. El equilibrio químico se encuentra alterado y hay necesidad de los nutrientes adecuados.

Una línea que corre sobre las fibras en forma transversal, que por ello recibe el nombre de "transversal", indica un estado de actividad desmedida y tensión. Al-

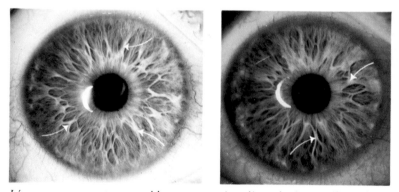

*Líneas gruesas y masas blancas que irradian de la pupila indican irritación nerviosa extrema, generalmente con dolor, sensibilidad y descarga.*

gunas veces aparece de color rojo y señala una vascularización de las fibras superiores del iris.

## CONFIGURACIONES
## DE LA PUPILA

Mediante la observación de la forma de la pupila y su tamaño es posible obtener información sobre la región orgánica donde se están dando situaciones de serio esfuerzo.

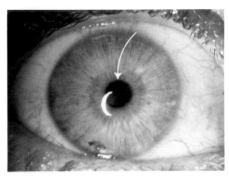

*Pupila pequeña y apretada que indica tensión nerviosa extrema.*

La pupila no se encuentra localizada en el centro del iris; se halla desplazada hacia la nariz y ligeramente hacia abajo del centro geométrico.

El hecho de que la pupila se vea pequeña y como proyectada hacia abajo es indicación de extrema tensión nerviosa. A menudo el uso de ciertos medicamentos producirá también este mismo efecto. Cuando se nota ancha y de mayor abertura que la normal muestra un estado de agotamiento y depleción nerviosa. La reacción a la luz es asimismo indicación de tensión o esfuerzo, así que es importante la forma en que la pupila reaccione a los cambios en la intensidad de la luz.

La pupila raras veces tiene configuración perfectamente circular. De ordinario se presenta aplanada por un lado, elíptica u ovalada, aberraciones del tono pupilar que indican estados específicos en el organismo del paciente.

# El sistema digestivo: estómago e intestinos

EL SISTEMA digestivo es de importancia fundamental en el organismo, ya que los nutrientes que sostienen la vida se obtienen por conducto de él.

Obsérvese que la región correspondiente al estómago se localiza al centro del iris, inmediatamente alrededor de la pupila en la zona 1.

Yendo de la pupila hacia afuera, rumbo a la banda nerviosa, se verá un halo o círculo de coloración clara, que señala acidez excesiva en el estómago. Hay un desequilibrio entre el ácido clorhídrico y el nivel enzimático, y la digestión de las proteínas se ve dificultada.

Cuando alrededor de esta zona se observan pequeños surcos o líneas significa que hay un estado patológico que ya ha durado algún tiempo.

Los intestinos delgado y grueso se representan en la zona 2. Son por lo general regiones más oscuras que cualquier otra parte del iris y es en ellas donde frecuentemente se hallan las mayores acumulaciones de toxinas.

Siguiendo el curso de la banda es posible obtener información útil acerca del tono, la estructura y la calidad del intestino. La sangre que nutre los tejidos del cuerpo sólo estará tan limpia como lo esté el intestino, del cual extrae su dotación de nutrientes. Un intestino poco activo e intoxicado disemina sus toxinas por todo el organismo.

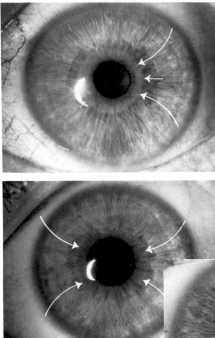

La hiperacidez gástrica se indica por un área extremadamente blanca en la región del estómago.

La falta de acidez gástrica se indica por un halo delgado en el área del estómago.

Banda del sistema nervioso autónomo deprimida hacia abajo indicando prolapso del colon transverso.

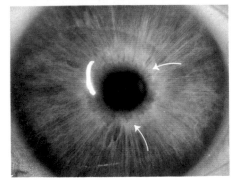

Banda nerviosa gruesa y blanca que indica espasmo nervioso y colon espástico.

50

Se ha demostrado que existe una relación directa entre ciertas partes del intestino grueso y áreas reflejas correspondientes en el organismo (véase la gráfica). Por lo tanto, un problema colónico produce síntomas reflejos en los órganos o tejidos correspondientes. Esto se indica comúnmente por áreas oscuras en la región del colon, apenas dentro de la banda. Estas áreas oscuras se denominan "abolsamientos del colon" y son porciones del intestino grueso por las cuales no circulan de un modo adecuado las sustancias de desecho. En estos abolsamientos se producen por lo general las condiciones para que se inicien y permanezcan infecciones de poca severidad.

Estas áreas oscuras pueden representar divertículos o bolsas protuberantes fuera de la pared del colon. Representan asimismo una región de la musculatura del colon que se encuentra debilitada y en la cual la acción peristáltica se ve reducida o está ausente. Correcciones en dieta y nutrición aliviarán en mucho los efectos de estos signos.

Otros signos que pueden verse en el área del colon corresponden a los estados espásticos y a los estrechamientos o constricciones. Un espasmo nervioso de los músculos de la pared del colon se representa por un área muy blanca, irritada y aguda de la banda autónoma. Y cuando dicha banda se encaja hacia la pupila, indica una constricción o estrechamiento intestinal.

Con frecuencia se observa que la porción de la banda que pasa por la parte alta de la región correspondiente al estómago parece caer hacia la pupila. Esto señala un prolapso en el colon: el colon se ha caído y está debilitado.

51

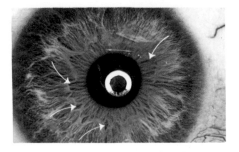

*Los abolsamientos y divertículos intestinales se indican por criptas y lesiones oscuras en el interior de la banda nerviosa.*

El prolapso puede causar los síntomas correspondientes a presiones sobre los órganos pélvicos, lo que hace que dichos órganos se encuentren faltos de irrigación sanguínea y energía nerviosa. También causa distorsiones y dislocaciones.

# El colon

EL COLON es un órgano capaz de ocasionar daños reflejos: las toxinas que se depositen en él pueden afectar a varios otros órganos de acuerdo con las correlaciones que se muestran en la ilustración. Los tejidos orgánicos se encontrarán tan saludables como lo esté la sangre que los irriga y nutre, y la sangre será tan limpia como lo sea el intestino del cual provienen los nutrientes.

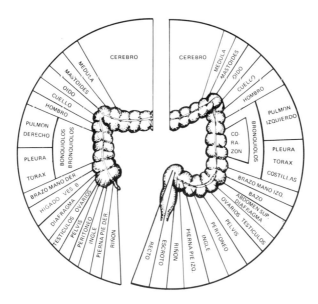

# Los nervios

LAS PERSONAS son fuente de esfuerzos y tensiones. La vida puede,estar llena de temores y recelos y a menudo prevalecen en ella la disensión y la infelicidad. Actualmente, la mayoría de la gente carece de paz, armonía, alegría y contentamiento, y el ojo muestra lo contranatural de esta tensión en el cuerpo y también indica cómo nos afecta. Todo órgano, toda célula del cuerpo se relaciona con los demás por conducto del sistema nervioso, cuyo cuidado es parte importantísima de la atención a la salud.

La gráfica de los nervios espinales ilustra los canales de la energía nerviosa tal como se originan en el cerebro, que es nuestra fuente de energía eléctrica, y cómo migran a lo largo de todo el organismo. El quiropráctico se esfuerza por mantener expeditos estos canales con objeto de que la energía nerviosa pueda circular libremente por todo el cuerpo.

Las fotografías que aparecen en la pág. 41 muestran los anillos nerviosos o de los calambres de personas cuyo modo de vida se encuentra asimismo "acalambrado". Algunas veces estos anillos nerviosos irradian hacia las zonas correspondientes a todo el cuerpo, mostrando la existencia de esfuerzos nerviosos en el organismo entero. Mientras más anillos haya, mayor será el esfuerzo en el cuerpo.

# COLEGIO NACIONAL DE QUIROPRACTICA

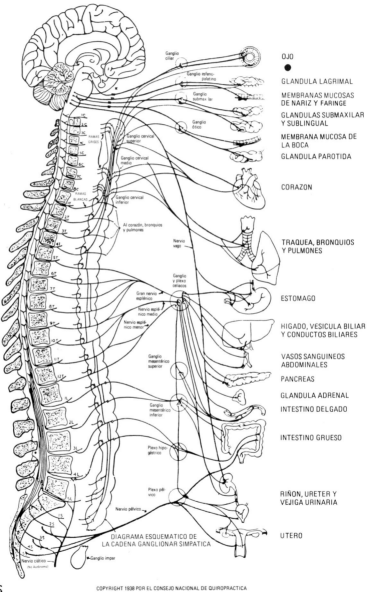

OJO

GLANDULA LAGRIMAL

MEMBRANAS MUCOSAS
DE NARIZ Y FARINGE

GLANDULAS SUBMAXILAR
Y SUBLINGUAL

MEMBRANA MUCOSA DE
LA BOCA

GLANDULA PAROTIDA

CORAZON

TRAQUEA, BRONQUIOS
Y PULMONES

ESTOMAGO

HIGADO, VESICULA BILIAR
Y CONDUCTOS BILIARES

VASOS SANGUINEOS
ABDOMINALES

PANCREAS

GLANDULA ADRENAL

INTESTINO DELGADO

INTESTINO GRUESO

RIÑON, URETER Y
VEJIGA URINARIA

UTERO

DIAGRAMA ESQUEMATICO DE
LA CADENA GANGLIONAR SIMPATICA

56

En esta fotografía se muestra los nervios espinales y sus localizaciones en el cuerpo. Los nervios cervicales ocupan el área entre las 11 y la 1 horas sobre la banda nerviosa autónoma. La coloración blanca en esta

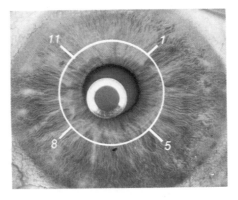

área indica una inflamación en tales nervios.

Las regiones comprendidas entre la 1 y las 5 y entre las 11 y las 8 horas corresponden al área torácica del paquete nervioso en la médula espinal. El área lumbar de dicho paquete medular se encuentra entre las 5 y las 8 horas. Con estudio, quienes practican la manipulación de la espina dorsal pueden determinar, mediante la observación del iris, las partes de la espina que requieren mayor atención.

# El proceso sanativo y la ley de curación de Hering

LA LEY de curación de Hering reza: *"Toda curación procede de adentro hacia afuera, de la cabeza hacia abajo y en orden inverso a aquel en que se fueron manifestando los síntomas del padecimiento"*. Éste es el proceso por el cual pasa el organismo cuando la sangre se limpia y reconstituye químicamente por medio de la nutrición, la circulación mejorada, el descanso y el conveniente cuidado de la fuerza nerviosa. La iridología nos señalará qué partes del cuerpo requieren limpieza. Nos muestra también la energía nerviosa existente en cada órgano del cuerpo. Por medio de ejercicios adecuados, dieta y descanso, sobrevendrá una crisis curativa después de algunas semanas.

La crisis curativa es el resultado de industrioso esfuerzo hecho por todos los órganos del cuerpo para eliminar los productos de desecho y dejar el camino expedito a la regeneración. Mediante este proceso constructivo encaminado a la salud, los tejidos viejos son reemplazados por nuevos. Reconocemos la presencia de esta crisis debido, por lo general, a una copiosa eliminación catarral en varias partes del organismo.

El iridólogo está pendiente de la aparición de los signos del proceso sanativo en las varias lesiones oscuras presentes en el iris del paciente. Cuando aparecen líneas blancas sobre dichas lesiones, él sabe que el paciente

59

está siendo tratado en forma adecuada y se está haciendo lo conveniente.

Lo que experimenta el paciente al pasar por una crisis curativa se parecerá mucho a lo que ha sufrido con la enfermedad misma, pues los síntomas serán iguales, aunque con una diferencia importante: la eliminación. En la crisis curativa los procesos de eliminación serán más activos porque el cuerpo habrá hecho acopio de energía para expulsar los desechos tóxicos que causaron sus dolencias anteriores. Los catarros y otras formas de desechos que se habían acumulado en el cuerpo del paciente se encuentran ahora disueltos y en estado de libre flujo, con lo que se ha establecido un proceso de limpieza y purificación. Cuando las líneas que indican el sanamiento aparecen en el área correspondiente al tracto intestinal, todos los órganos principian a mostrar mejoría. Estas líneas blancas son comparables a fuertes pilares de refuerzo que se han puesto en las paredes de una casa que se estaba derrumbando. Al colocarse nuevos pilares se ha fortificado la estructura y esto es lo que las líneas blancas señalan cuando aparecen en el iris: tejidos nuevos están reemplazando a los antiguos.

La crisis ocurre generalmente sin previo aviso, como una agravación del mal que sobreviene de pronto y cuando ya empezábamos a sentirnos mejor, como si con ello la naturaleza quisiera demostrarnos lo bien que podremos sentirnos al recobrar la salud. En la iridología estamos interesados en el reemplazo de los tejidos viejos por nuevos, más evolucionados y capaces del mayor potencial posible (véase la ilustración en la página 29).

# Cómo se lleva a cabo el análisis del iris

HOY EN DÍA se ha acrecentado la exactitud del análisis iridológico por medio del uso de avanzados instrumentos. El equipo fotográfico para registro del iris es ahora de una calidad nunca antes disponible. El iridoscopio Jensen modelo 110 es lo mejor en calidad y eficiencia.

Inicialmente se toma una fotografía de cada iris, las cuales servirán como testigos posteriores de la evolución del proceso. Así el iridólogo podrá determinar si se progresa o no en cuanto a la fortaleza del nuevo tejido, la magnitud de los signos de sanamiento y cualesquiera otros cambios que se vayan manifestando en el ojo.

Utilizando el sobrepuesto reticular transparente se hace posible un análisis muy exacto. El iridólogo se valdrá, además, de algunos simples adminículos de mano: por medio de una lupa cerca del ojo que se ilumina lateral-

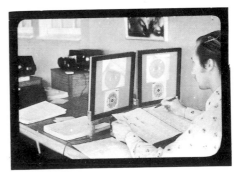

*Utilizando la pantalla.*

mente, él completará el examen con una observación directa y personal de los iris del paciente.

Se requiere muchos años de perseverante estudio y experiencia para llegar a ser competente en el arte de la iridología. La información contenida en esta publicación no es suficiente para calificar a alguien como iridólogo. Se trata estrictamente de una obra informativa sobre los rudimentos de esta ciencia.

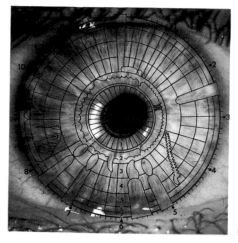

*Utilizando la gráfica.*

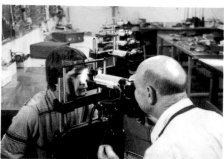

*Fotografía del iris.*

# Unas cuantas historias clínicas

CASO 1: ÁREAS DE LAS PIERNAS

Las fotografías siguientes muestran claramente la forma en que una lesión física se manifiesta en el iris.

Nótese la lesión mayor en el iris derecho, como a las 6 horas. Está en el área que corresponde a pierna-pie.

*Iris derecho.*

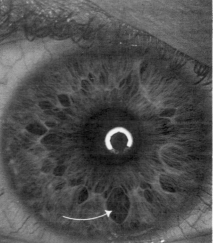

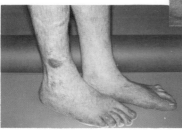

*Pierna derecha.*

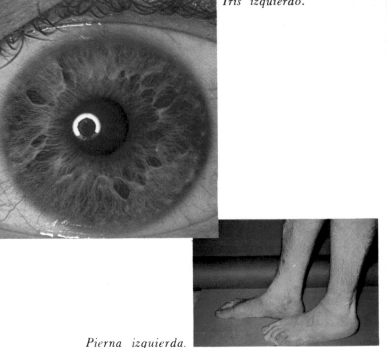

*Iris izquierdo.*

*Pierna izquierda.*

Obsérvese la pierna derecha y en ella el severo caso de venas varicosas Compárese ahora el iris izquierdo con la pierna izquierda: ambas se encuentran libres de manifestaciones de esta clase.

CASO 2: ENFERMEDAD DE LOS RIÑONES

**Cuando** este paciente vino a nuestro rancho sabíamos que padecía de los riñones. Había pasado antes por pruebas diagnósticas en un hospital y se encontró que sufría glomerulonefritis. Puede verse en las fotografías de sus

64

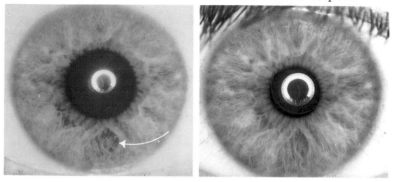

*Antes*

*Después.*

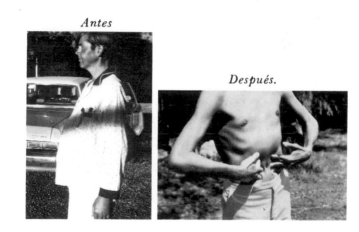

ojos que uno de sus riñones padecía una debilidad inna-
ta en tanto que el otro la sufría en grado menor. Los
fluidos no circulaban adecuadamente por su organismo.
Ante mal tan serio se le vaticinaba muy corta vida.

La debilidad renal se reconoció inmediatamente en
el iridiagnóstico. El tracto intestinal aparecía muy oscuro, lo que indicaba fuerte intoxicación en el intestino.
Se atendió primero a esto y con ello se logró mitigar el
esfuerzo a que estaban sujetos los riñones.

El paciente estaba excedido de peso en 23.5 kg de líquidos orgánicos que sus riñones no eliminaban debidamente. Pasado un mes, había rebajado 13.5 kg y entonces se produjo una crisis que dio como resultado la reducción de otros 5.5 kg en un periodo de tres días. Este paciente ha recuperado su salud por medio de nutrición adecuada y de vida saludable. Luego de dos y medio años su peso es normal, ha vuelto a su trabajo y se siente otra persona. Aun cuando la debilidad inherente persiste, el órgano debilitado se ha vigorizado lo suficiente para poder desempeñar sus funciones.

CASO 3: PSORIASIS CON DISFUNCIÓN RENAL

Al observar los iris de este paciente nos damos cuenta de su debilidad renal y de que la mayoría de las áreas crónicas de su cuerpo requieren silicio como uno de sus minerales principales. Se trata de un caso de psoriasis que no ha cedido al tratamiento durante algún tiempo. Aplicados el tratamiento renal y una dieta adecuada y rica en los valores nutricionales que su cuerpo precisaba, principalmente silicio, podemos percatarnos de la diferencia que en su caso se ha operado en el transcurso de cuatro meses.

Vemos que el más débil de sus órganos se representa como un área oscura en el iris. Valiéndonos de la eliminación y proveyendo a su cuerpo los elementos bioquímicos, la fuerza nerviosa, la circulación y el descanso requeridos, las áreas oscuras disminuyen y aparecen las líneas blancas indicadoras de la curación.

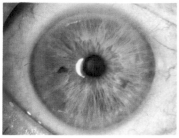
Iris derecho.

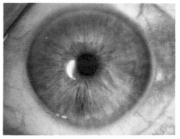
Iris izquierdo.

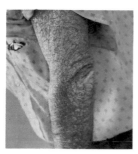
Brazo antes.

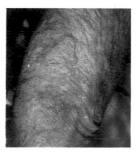
Brazo después.

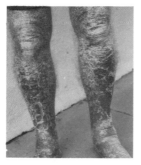
Pierna antes.

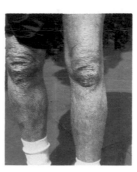
Pierna después.

# La iridología y la nutrición

ToDA CÉLULA, tejido y órgano del cuerpo tienen necesidades nutricionales particulares. Cada uno demanda nutrientes específicos en las combinaciones correctas a fin de obtener resultados óptimos. Cuando el organismo no está debidamente alimentado ciertos elementos se agotan y se comienza a sufrir malestares y enfermedades. El iris refleja dichas carencias y el iridólogo experimentado puede darse cuenta de ellas.

Todos los tejidos cambian de acuerdo con el programa nutricional que se adopte y los hábitos de vida de las personas, hábitos que cuando son inconvenientes van minando al organismo hasta que ya éste no logra conservarse sano por más tiempo. La iridología registra los cambios en los tejidos como ellos se reflejan en el iris. Por lo tanto es posible ver en el iris nuestro estado de salud, nuestros hábitos de vida y si los cambios nutricionales van produciendo reacciones convenientes o inconvenientes.

La iridología indica dónde se localizan las debilidades inherentes, cuáles son las debilidades en proceso activo, las crónicas y las degenerativas, y lo que nutricionalmente se requiere para reforzar las partes del organismo afectadas. Cuando los órganos y tejidos reciben los minerales y vitaminas necesarios, además de fuerza nerviosa y descanso, la curación ocurre.

El análisis iridológico tiene por propósito coordinar la información necesaria para iniciar un modo de vivir conducente a una salud excelente. Es útil contar con buen consejo nutricional de parte del médico o de un consultor nutricional competente.

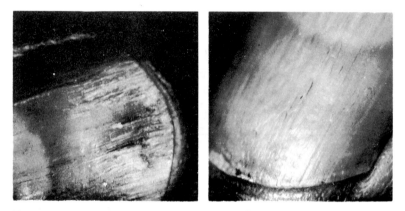

*En tratándose de cambios tisulares, la química rige al cuerpo. Aquí se muestra lo que ocurre en las uñas cuatro meses antes de llevar una nutrición adecuada y cuatro meses después de llevarla. ¿Qué no se logrará en el resto de los tejidos corporales con un régimen de nutrición apropiada?*

# Tablas sobre la química y la nutrición orgánicas

Las tablas siguientes son el resultado de muchos años de experimentación en ambiente clínico. La investigación nutricional ha demostrado que el organismo requiere ciertas sustancias en calidad, cantidad y combinación adecuadas. Al saber de antemano cuáles son nuestros tejidos y órganos débiles, información que la iridología puede proporcionar, nos será posible dar al organismo los nutrientes que precisa y evitar con ello que ocurran enfermedades.

Al vigorizar un organismo deteriorado es importante saber cuáles son los elementos constructivos adecuados para los diversos tejidos. La tabla siguiente enlista los tejidos y órganos principales e indica las vitaminas, minerales y hierbas que se sabe son esenciales para su salud.

Las hierbas refuerzan y sostienen a los tejidos debilitados. Son fuentes naturales de nutrientes en forma de vitaminas, minerales, enzimas y otros importantes factores intrínsecos combinados de tal manera que se encuentran en equilibrio y dan resultados rápidos.

Las vitaminas actúan en el organismo como la gasolina en el motor de un automóvil: son las que lo hacen funcionar y es preciso estarlas reponiendo con frecuencia. Los minerales son los elementos constructivos que integran el basamento y la estructura del organismo. El cuerpo requiere todos ellos en correcto equilibrio para lograr y conservar la salud.

A menudo se ha dicho que es más fácil conservar la salud que recuperarla cuando se ha perdido. Un tonto puede nacer con un buen organismo y arruinarlo rápidamente por llevar un ritmo de vida inconveniente; pero un hombre inteligente y poseedor de un buen organismo, lo tratará bien y así logrará que viva mucho tiempo.

Proporcionándole las vitaminas, minerales, etcétera, que requiere es posible ayudar al organismo en su lucha por sobreponerse a las enfermedades. De esta manera nos es posible evitar que un organismo vigoroso que está trabajando intensamente para recobrarse, pierda la batalla contra la fatiga y la desnutrición y adquiera nuevas enfermedades.

Después de haber determinado cuáles áreas del iris muestran alguna necesidad, consúltense las tablas para prescribir las vitaminas, minerales y hierbas más convenientes al caso.

Una vez hecho esto, consúltese la tabla que da el análisis de los minerales. En él se encontrarán mayores detalles sobre los elementos deseables.

La tabla "Síntomas de deficiencia de los minerales" nos ayudará en la selección correcta desde el punto de vista nutricional, para los problemas que en ella se enlistan. De igual manera, véase la tabla "Análisis de los minerales" para obtener una descripción detallada de aquellos que sean necesarios.

# Tabla iridológica sobre la nutrición

| Órganos | Vitaminas | Minerales | Hierbas medicinales |
|---|---|---|---|
| BAZO | C, Complejo B | Cobre, hierro, cloro, flúor, magnesio, potasio, sodio | Raíz de diente de león, cáscara sagrada, chaparral, grana (hierba carmín) |
| BOCA/GARGANTA | A,B,C,D | Yodo | Consuelda, fenogreco, Hydrastis Canadensis, orozuz, frambuesa, salvia |
| CEREBRO | Complejo B, B₁₂, C,D,E,G, | Calcio, cobre, flúor, yodo, hierro, magnesio, manganeso, fósforo, silicio, azufre | Gota kola, paja de avena, clavo rojo, valeriana, flor de azahar, ginseng, romero, ruda, salvia, hierba de San Juan, nueces |
| CIRCULACIÓN/ VASOS SANGUÍNEOS | A,B,B₁,C,D,G, niacina | Magnesio, fósforo, silicio, flúor, yodo, hierro, manganeso, azufre | Té de baya de espino blanco, té de paja de avena, germinados, ortiga espinosa, pimienta del ají de Cayena |
| COLON | A,C,D,F, | Sodio, potasio, magnesio, hierro | Semilla de linaza, semilla de psylium, olmo americano (Ulmus fulva), alfalfa, raíz de consuelda, clorofila |

73

| Órganos | Vitaminas | Minerales | Hierbas medicinales |
|---|---|---|---|
| CORAZÓN | A,B,B₁,C,D,*E* | *Calcio, hierro, magnesio, manganeso, nitrógeno, fósforo, potasio*, silicio | *Baya del espino blanco*, semilla de anís, pimienta del ají de Cayena, ajo, marrubio, muérdago. |
| DIENTES/ ENCÍAS | A,B₂,*C*,D | *Calcio, sodio, silicio,* flúor, fósforo, azufre | Jengibre, mirra, bolsa de pastor, tormentilla, hojas de nogal, |
| ESPINA DORSAL | A,B,C,D | *Calcio*, sodio, silicio | *Consuelda*, cebada, diente de león |
| ESTÓMAGO | A,B₁,B₂,C,D,G, ácido fólico, niacina | *Cloro, hierro, magnesio, potasio, sodio*, azufre | *Consuelda, fenogreco, menta,* arcangélica, jengibre, papaya, frambuesa, o l m o americano (*Ulmus fulva*), alfalfa |
| GLANDULA MAMARIA | A,B₁ | Cloro, sodio, potasio | Semilla de anís, anémona negra, hinojo, verbasco |
| GLÁNDULAS SUPRARRENALES | C,E,F, ácido pantoténico | *Calcio, sodio,* flúor, yodo, hierro, magnesio, manganeso, silicio, azufre, estaño, zinc | *Enebro, palo dulce,* sanguinaria, gota kola, borraja, ginseng, kelp, perejil |

| | | | |
|---|---|---|---|
| HÍGADO | A, $B_{12}$, C, E, niacina | Hierro, *potasio*, cloro, cobre, yodo, magnesio, sodio | Romaza amarilla, semillas de alfalfa, arcangélica, alcachofas, violeta azul, boldo, cáscara sagrada, diente de león, *Hydrastis Canadensis*, caléndula, verbasco, ortiga, paja de avena, *Serenoa serrulata*, corteza de roble blanco |
| HUESOS/ ARTICULACIONES | A,B,C,D, ácido fólico | Calcio, *fósforo*, flúor, potasio, silicio, sodio, azufre | *Raíz de diente de león* |
| MÉDULA | C,*complejo B* | *Fósforo, silicio*, azufre | *Salvia*, ruda |
| MÚSCULOS | A,$B_1$,$B_6$,C,D,E,G | *Nitrógeno, potasio*, cloro, hierro, sodio | *Centeno, plátanos* |
| NARIZ/SENOS | A,C,D | *Calcio, cloro, silicio* | Orozuz, consuelda, eucalipto, fenogreco, *Hydrastis Canadensis*, menta, salvia |
| NERVIOS | A, *complejo B*, $B_1$,$B_2$,$B_6$, niacina, C,D,G | *Fósforo, calcio*, azufre, yodo, magnesio, manganeso | *Paja de avena, valeriana*, toronjil, lavanda, flor de azahar, flor de la pasión, menta |
| OÍDOS | A,B,C,D | *Potasio*, calcio, fósforo | *Ajo, mezcla de hisopo y salvia*, flor de malva, verbasco, bejuco, romaza amarilla |

| Órganos | Vitaminas | Minerales | Hierbas medicinales |
|---|---|---|---|
| OJOS | A,B$_2$,C | Calcio, silicio, sodio, flúor, manganeso, azufre | Eufrasia, paja de avena, raíz de diente de león, manzanilla, Hydrastis Canadensis, malvavisco, frambuesa, pétalos de rosa |
| OVARIOS/ GÓNADAS | A,B,B$_{12}$,C,E,F | Calcio, zinc, flúor, yodo, hierro, fósforo, silicio | Baya de saúco, frambuesa, anémona negra (ovarios) calamento, damiana (testículos) |
| PÁNCREAS | Complejo B, B$_1$,B$_{12}$ | Sodio, cloro, cobre, hierro, magnesio, potasio, silicio, zinc | Diente de león, alfalfa, baya (cápsula) del frijol, eucalipto, vara de oro, baya del enebro |
| PIEL | A,B$_1$,B$_2$,C,G, Niacina. PABA | Silicio, cobre, hierro, manganeso, potasio, sodio, azufre | Paja de avena, alfalfa, hoja de laurel, badana, álsine, flor de saúco, zarzaparrilla, milhojas |
| PINEAL/ PITUITARIA | Complejo B,E | Bromo, yodo, manganeso, fósforo, silicio, azufre | Muérdago, salvia, verónica |
| PRÓSTATA | B,B$_{12}$,C,E,F | Zinc, calcio, flúor, hierro, potasio, silicio, azufre | Hydrastis Canadensis, baya del enebro, buchu, gota kola, kelp, uva ursi |

| | | | |
|---|---|---|---|
| PULMONES/BRONQUIOS | A,B,C,D | Calcio, cobre, flúor, hierro, oxígeno, silicio | Consuelda, pulmonaria, angélica, énula campana, eucalipto, fenogreco, orozuz, malvavisco, verbasco, salvia, tomillo |
| RIÑONES | A,B$_{12}$,C,E | Potasio, cloro, hierro, manganeso, magnesio | Alfalfa, Uva ursi, sanguinaria, buchu, consuelda, enebro, paja de avena, perejil, coclearia, bejuco |
| SISTEMA LINFÁTICO | Complejo B,E | Potasio, sodio, cloro | Grana (hierba carmín), raíz de diente de león, Hydrastis Canadensis, cáscara sagrada, té de violeta azul |
| TIMO | B | Calcio, flúor, hierro, silicio | Raíz de diente de león |
| TIROIDES | A,B$_6$,B$_{12}$,C,D,E | Yodo, cloro, magnesio, potasio, sodio | Alga roja de Nueva Escocia, rábano rústico, perejil, grana (hierba carmín) (negra), rábano, kelp |
| UÑAS | A,D | Calcio, silicio, fósforo, potasio, sodio, azufre | Paja de avena |
| ÚTERO | Complejo B,E$_{12}$, C,E,F | Calcio, silicio, zinc | Anémona negra, frambuesa roja, ruda |

| Órganos | Vitaminas | Minerales | Hierbas medicinales |
|---|---|---|---|
| VEJIGA | A,D | Manganeso, potasio | *Consuelda*, cabellos de elote, *Hydrastis Canadensis*, paja de avena, uva ursi, milhojas |
| VESÍCULA BILIAR | A,C,E | *Yodo, azufre*, cloro, hierro, potasio, sodio | *Diente de león*, boldo, cáscara sagrada, achicoria, *Hydrastis Canadensis*, caléndula, romero, consuelda, romaza amarilla |

# Síntomas de las deficiencias de minerales

*Acidosis:* Depleción de las reservas alcalinas del organismo. Se requiere sodio, potasio, calcio, magnesio.

*Acné:* Eccema, piel de aspecto lodoso, barrillos. Se requiere cloro, azufre, yodo, hierro y cobre, hidrógeno, silicio.

*Anemia:* Desnutrición, falta de peso. Se requiere nitrógeno, calcio, fósforo, hierro, cobre, manganeso.

*Articulaciones:* Rigidez. Se requiere sodio, potasio, fósforo.

*Artritis:* Reumatismo, gota. Se requiere sodio, yodo, magnesio, hidrógeno y azufre.

*Asma:* Se requiere hierro, cobre y manganeso, oxígeno, hidrógeno.

*Autointoxicación:* Absorción de impurezas. Se requiere cloro, potasio, sodio, yodo, calcio, silicio.

*Biliosidad:* Se requiere sodio, cloro, potasio, silicio.

*Bocio:* Simple. Se requiere yodo, hierro, manganeso, calcio, sodio, fósforo, cloro.

*Bronquitis:* Resfriados, dificultades en los senos, catarros. Se requiere hierro, cobre, manganeso, oxígeno, hidrógeno, calcio, silicio.

*Caída de pelo:* Se requiere azufre, silicio, flúor, calcio, fósforo, yodo.

*Circulación sanguínea deficiente:* Se requiere calcio, fósforo, hierro, magnesio.

*Colitis:* Mucosidad, hiperacidez, úlceras en los órganos digestivos, enteritis gástrica y duodenal, gastritis. Se requiere sodio, potasio, magnesio, hierro.

*Dentadura y encías:* Caries, encías esponjosas y sangrantes. Se requiere calcio, fósforo, silicio, flúor, nitrógeno.

*Desórdenes de la vesícula biliar, cálculos biliares:* Ictericia. Se requiere sodio, cloro, magnesio, hidrógeno.

*Diabetes:* Se requiere sodio.

*Endurecimiento de las arterias:* Se requiere potasio, hidrógeno, magnesio.

*Enfermedad de Bright:* Se requiere sodio, hidrógeno, potasio, magnesio y oxígeno.

*Estreñimiento:* Se requiere sodio, magnesio, cloro, hidrógeno.

*Fiebre de heno:* Se requiere calcio y fósforo.

*Furúnculos:* Se requiere silicio, cloro, azufre.

*Hipertrofia prostática:* Se requiere hierro, cobre, manganeso y calcio.

*Indiferencia sexual:* Se requiere fósforo, hierro, cobre, azufre, manganeso, nitrógeno.

*Leucorrea:* Se requiere calcio, fósforo.

*Nerviosidad:* Neuralgia, agotamiento nervioso. Se requiere calcio, fósforo, nitrógeno, hierro, cobre, manganeso.

*Niños desnutridos:* Se requiere calcio, fósforo, yodo, hierro y magnesio.

*Obesidad:* Para reducirla. Se requiere silicio, cloro, yodo, potasio.

*Presión arterial alta:* Se requiere sodio, hidrógeno, magnesio y potasio.

*Tuberculosis:* Se requiere nitrógeno, calcio, fósforo, silicio, oxígeno, flúor, hierro, cobre y manganeso.

*Uñas:* Delgadas, duras, quebradizas. Se requiere calcio, manganeso, flúor.

*Vista defectuosa:* Catarata. Se requiere flúor, silicio, fósforo.

*Vitalidad reducida:* Falta de resistencia, falta de "chispa". Se requiere nitrógeno, sodio, potasio.

# Tabla analítica de los minerales y elementos químicos

*D — Destruido o dañado por temperaturas altas*
*SA — Soluble en agua*
*O — De rápida oxidación*

| Sal mineral esencial | Actividad en el organismo | Fuentes principales |
|---|---|---|
| AZUFRE: Donde más se encuentra y necesita es en el sistema nervioso. Mineral para el cerebro y los tejidos. (D, O) | Purifica y activa al organismo. Purifica y tonifica al sistema. Intensifica los sentimientos y las emociones. | Col, coliflor, cebolla, espárrago, zanahoria, rábano rústico, camarón, castaña, hojas de mostaza. |
| CALCIO: Donde más se encuentra y necesita es en el sistema estructural. Mineral para los dientes y los huesos. (D, SA, O) | Eleva el tono orgánico. Construye y conserva la estructura ósea. Da vitalidad y resistencia. Cura las heridas. Contrarresta los ácidos. | Leche, queso, yema de huevo crudo, albaricoque, ciruela pasa, arándano, uva espín o crespa, col, espinaca, chirivía, lechuga, cebolla, dátil, salvado, hojas de las verduras. |
| COBRE: Se encuentra en el sistema nervioso central y el hígado. | Auxiliar en la absorción del hierro, la síntesis de la hemoglobina, el cubrimiento de mielina de los nervios, el metabolismo del ácido ascórbico. | Mariscos, melaza, nuez, legumbres, cereales hechos con granos integrales. |

| Sal mineral esencial | Actividad en el organismo | Fuentes principales |
| --- | --- | --- |
| CLORO: Donde más se encuentra y necesita es en el sistema digestivo y las secreciones. (D) | Limpia al organismo. Expulsa los desperdicios. Refresca, purifica y desinfecta. | Leche de cabra y vaca, sal, pescado, queso, coco, betabel, rábano. |
| FLÚOR: Donde más se encuentra y necesita es en el sistema estructural y el esmalte de los dientes. Preservador de los huesos. | Da resistencia contra las enfermedades. Embellece al cuerpo. Fortalece los tendones. Suelda los huesos. | Coliflor, col, queso, leche cruda de cabra, yema de huevo crudo, aceite de hígado de bacalao, col de bruselas, espinaca, tomate, berros |
| FÓSFORO: Donde más se encuentra y necesita es en el sistema nervioso. Mineral para el cerebro y los huesos. (D, SA) | Reconstruye al cuerpo y los nervios. Nutre al cerebro y los nervios. Aumenta el poder del pensamiento. Estimula el crecimiento. Estimula el crecimiento del cabello y los huesos. | Mariscos, leche, yema de huevo crudo, chirivía, trigo integral, cebada, maíz amarillo, nuez, guisante, frijol, lenteja. |
| HIERRO: Se encuentra en la sangre. Se almacena en el hígado. (O, SA) | Esencial en la sangre como portador del oxígeno. Estimula la vitalidad y motiva para el triunfo. Previene la anemia. | Todas las verduras de hoja verde, zarzamora, cereza negra, yema de huevo, hígado, ostiones, cáscara de papa, trigo integral. |
| MAGNESIO: Donde más se encuentra y necesita es en el sistema digestivo. Mineral para los nervios. El laxante de la naturaleza. (D, SA) | Estimula la aparición de células nuevas en el organismo. Induce al descanso. Refresca. Previene y alivia el estreñimiento y las autointoxicaciones. | Toronja, naranja, higo, coco, cebada integral, maíz amarillo, trigo, leche de cabra, yema de huevo crudo. |

82

| Mineral | Función | Fuentes |
|---|---|---|
| MANGANESO: Donde más se encuentra y necesita es en el sistema nervioso. Fortalecedor de los tejidos. Mineral para la memoria. (SA) | Controla los nervios. Aumenta la resistencia física. Coordina pensamiento y acción. Mejora la memoria. | Hojas de nasturcio, yema de huevo crudo, nuez, berro, menta, perejil, gualteria, endibia, nuez pignolia. |
| POTASIO: Donde más se encuentra y necesita es en el sistema digestivo. Un mineral para los tejidos y secreciones. (SA) | Sanea al organismo. Activa al hígado. Fuertemente alcalino. Torna elásticos a los tejidos y flexibles a los músculos. Produce gracia, belleza y buena disposición de ánimo. | Cáscara de papa, diente de león, salvia, mastuerzo, aceituna desecada, perejil, arándano azul, durazno, ciruela pasa, coco, uva espín o crespa, col, higo, almendra. |
| SILICIO: Donde más se encuentra y necesita es en el sistema estructural, uñas, piel, dentadura y cabello. (SA) | El cirujano del organismo. Da agudeza auditiva, ojos brillantes, cabello lustroso, dentadura fuerte. Tonifica el sistema y proporciona resistencia al cuerpo. | Avena, cebada, espinaca, espárrago, lechuga, tomate, col, higo, fresa. |
| SODIO: Donde más se encuentra y necesita es en el sistema digestivo. Reconstructor de glándulas, ligamentos y sangre. (SA) | El conservador de la juventud. Ayuda a la digestión. Contrarresta la acidosis. Detiene la fermentación. Purifica la sangre. | Okra, apio, zanahoria, betabel, pepino, ejote, espárrago, nabo, fresa, cereal de cebada, queso, yema de huevo crudo, coco, higo negro |
| YODO: Donde más se encuentra y necesita es en el sistema nervio- | Normaliza el metabolismo orgánico. Previene el bocio. Normaliza | Alga roja de Nueva Escocia pulverizada y lechuga marina (muy ele- |

| Sal mineral esencial | Actividad en el organismo | Fuentes principales |
|---|---|---|
| so. Mineral para las glándulas y el cerebro. (D) | la actividad de las glándulas y las células. Expulsa y contrarresta venenos. | vado), mariscos, zanahoria, pera, cebolla, tomate, piña, cáscara de papa, aceite de hígado de bacalao, kelp, ajo, berro, aceite de cártamo. |
| ZINC: Se encuentra en el hígado, los músculos, los órganos, el fluido seminal y la insulina. | Coadyuva en el metabolismo de las enzimas y el fósforo. Auxilia en la digestión. | Germen de trigo, levadura, semilla de girasol, mariscos, hongo, frijol soya. |

# Lo que se puede esperar de la iridología

DEBIDO A SU aparente sencillez y fácil comprensión, la iridología ha sido estudiada por muchas mentes, desde la del verdaderamente dedicado a la búsqueda de la verdad, hasta la del simple curioso.

Siempre ha habido individuos que abusan de las cosas buenas y las utilizan para su provecho personal. La iridología no es excepción en lo que toca a este aspecto de la conducta humana. Existen quienes han profundizado en las grandes verdades de la iridología y se esfuerzan por elevarla y hacer su práctica respetable, empeño que ha tenido resultados halagadores; pero también existen quienes, luego de haber tomado un solo curso, o ninguno, y después de haber leído solamente un libro o dos, se lanzan a la "práctica", actitud que perjudica grandemente tanto a ellos como, en primer término, a la ciencia.

Hay muchos que pretenden de la iridología cosas ridículas y falsas.

Compete a nosotros y a aquellos que procuran la salud el conservar el buen nombre de la iridología y su utilidad para todos.

Creemos que el análisis del iris debe utilizarse juntamente con todos los otros procedimientos de análisis y diagnóstico con objeto de lograr así una diagnosis tan completa como sea posible.

La que sigue es una lista parcial de lo que se puede esperar de la iridología, así como algunas preguntas a las que la misma puede dar respuesta.

1. Revela nuestra fortaleza constitucional. ¿Nuestro cuerpo es vigoroso o está débilmente constituido?

2. Revela nuestro nivel de salud. ¿Cuál es nuestra salud potencial?

3. Revela nuestras necesidades y fortaleza innatas, indicando cuáles son y en qué región del organismo están.

4. Revela nuestras necesidades en cuanto a nutrientes y elementos químicos. ¿Cuáles son los elementos que nos hacen falta y en qué lugares del organismo?

5. Revela los lugares del cuerpo en que se han acumulado toxinas provenientes del ambiente.

6. Revela la calidad de la fuerza nerviosa en el cuerpo. ¿En qué condiciones se encuentra nuestro sistema nervioso?

7. Revela la respuesta del organismo al tratamiento médico indicando si vamos sanando o no, y qué tan de prisa.

8. Revela el nivel de ácidos y catarros en el cuerpo. ¿Dónde se están acumulando?

9. Revela el organismo entero como una estructura unitaria. ¿Cuál es el nivel general de nuestra salud?

# ...Y lo que no se puede esperar

1. LA IRIDOLOGÍA no nos da el nombre de las enfermedades. Con frecuencia observamos el desarrollo de estados orgánicos mucho antes que se tornen en síntomas definidos cuyo conjunto caracteriza enfermedades determinadas. Lo que nos muestra son las condiciones de fortaleza y debilidad de los tejidos con los que habremos de trabajar para mejorar la salud del paciente.

2. La iridología no revela las operaciones quirúrgicas que se hayan hecho bajo anestesia. En tales casos los impulsos nerviosos se ponen en "corto circuito", por así decirlo.

3. Tampoco revela la preñez, pues ésta constituye un estado normal del organismo femenino.

4. No revela la presencia de cálculos biliares.

5. La iridología no es una forma de análisis psicológico.

6. En su caso, la iridología no puede decirnos qué clase de accidentes se haya sufrido, pero sí cuáles son los tejidos dañados.

7. Tampoco puede indicar en forma específica si el cuerpo está enfermo o no lo está. Como los individuos varían grandemente en cuanto a su capacidad para resistir a los males, lo que para algunos es francamente patológico para otros puede pasar inadvertido.

8. La iridología no puede indicarnos la localización

exacta de parásitos, gérmenes o invasiones bacteriológicas que tal vez existan en algún lugar del organismo; pero sí nos indica el estado de los tejidos, y con ello el desarrollo de situaciones propicias para albergarlos y que sus efectos se manifiesten.

La iridología es una rama completamente nueva de la ciencia. Es una especialidad que colabora bien con cualquier otra rama de la ciencia cuyo criterio sea suficientemente abierto para darse cuenta de la información que el análisis del iris ofrece, y aprovecharla en beneficio del paciente. La iridología es un recurso médico holista en el sentido de que no se refiere exclusivamente a determinado segmento del organismo, sino que tiene en cuenta la trinidad de cuerpo, mente y espíritu como entidades con funciones interrelacionadas.

# En conclusión

SE DEBE investigar nuevos métodos para mejorar el funcionamiento del organismo. Aun cuando el individuo perfectamente sano pudiera no existir, se nos brinda la oportunidad de prevenir las enfermedades por medio de una manera de vivir saludable.

El cuerpo es un servidor que actúa bajo la dirección, disciplina y discernimiento de la mente, pues es muy poco lo que puede hacer si no cuenta con una conducción eficiente. El cuerpo realmente requiere se le señale un buen camino por el cual seguir su viaje y cuando esto se hace, se amolda al mismo. Una vida más natural es una manera de lograr un organismo más sano. Y quien se ha ganado un cuerpo sano puede gozar de la vida.

La vida es un reto. Un individuo que logra hacer patente su natural potencial de salud podrá contribuir más en favor de la sociedad y la familia. La felicidad y la armonía son magnífico tema de reflexión y ejemplo para los amigos, la familia y los colaboradores en la actividad profesional.

La salud permitirá que el individuo llegue a ser lo que se propone y sea capaz de los mejores logros en la vida. Una salud magnífica es el más precioso de todos los tesoros terrenales.

La iridología nos ayuda a alcanzar nuestro máximo nivel de salud. Nos permite percatarnos de cómo prevenir las enfermedades. Nos permite darnos cuenta de nuestras debilidades de manera que podamos fortalecernos en beneficio de las generaciones futuras. Nos dice qué alimentos son los más convenientes para vigorizar nuestros cuerpos.

La iridología está llegando a su mayoría de edad. La necesidad de medios más eficaces para el cuidado de la salud ha propiciado la introducción de una multitud de disciplinas alternas en un esfuerzo por abatir la marea siempre creciente de las enfermedades y disfunciones físicas. Con el devenir de los tiempos se determinará una vez más cuáles son verdaderas y útiles, y cuáles no. Las que tengan un valor permanente prosperarán; las que no, desaparecerán.

La iridología ha permanecido en etapa de gestación durante ya 150 años, en espera del momento de surgir para ser útil. Quienes la han estudiado dándole consideración abierta y sin prejuicios, han descubierto en ella la magnífica dádiva del Creador, dádiva que ha estado entre nosotros durante todos los tiempos y a la que, sin embargo, no se le ha apreciado en su justo valor.

La verdadera apreciación de la iridología espera a quienes no están casados con puntos de vista tradicionales y dogmáticos acerca del organismo y su funcionamiento, porque la iridología demuestra claramente el holismo del ente humano, que no es simplemente un cuerpo sino una combinación de cuerpo, mente y espíritu, divisiones cada una de las cuales requiere adecuada cantidad de nutrimento, ejercicio y descanso.

Para convertirse en información significativa, la interpretación de las señales en el iris exige destreza, paciencia, conocimiento del organismo en relación con su anatomía, su fisiología y su actividad bioquímica; pero sobre todo, cordura, buen juicio para decidir qué información es inmediatamente útil y conveniente al individuo desde el punto de vista del momento presente.

Utilizada correctamente, la iridología proporciona al individuo informaciones inasequibles por otros métodos en relación con su nivel de salud. Los servicios de un iridólogo son ahora elemento importante en la totalidad del programa holista para el cuidado de su salud.

# Acerca del doctor Jensen

LA DEDICACIÓN de toda una vida al desempeño de su trabajo ha redituado al doctor Bernard Jensen aclamación universal como autor, conferencista, maestro, nutricionista, iridólogo, filósofo de la longevidad, trotamundos e investigador de las humanidades. Los honores que ha merecido son muchos, incluyendo la medalla de oro de la iridología internacional otorgada durante una convención de médicos efectuada en San Remo, Italia, en el año 1973.

El doctor Jensen se graduó en 1929 en el *West Coast Chiropractic College* de Oakland, California, y en 1932 en la *International School of Professional Arts and Sciences* de San Francisco, que le otorgó diploma en la ciencia del iridiagnóstico. Después continuó sus estudios con algunos de los más renombrados doctores y maestros del mundo en las ciencias curativas. Ha desempeñado sus funciones profesionales con más de 300 000 pacientes y estudiantes, muchos de ellos médicos y practicantes de otras profesiones, y aún continúa su incesante trabajo y contribuciones en las ciencias curativas naturistas.

Hoy se ha retirado ya de la práctica pública pero todavía dedica sus inagotables energías a la enseñanza del arte y ciencia de la iridología a los miembros de la profesión médica, y además a la publicación de su saber acumulado durante una vida de intensa dedicación a las artes curativas naturistas. Una vez cada mes imparte un curso de rejuvenecimiento a un selecto grupo de estudiantes, en la firme creencia de que es la persona bien informada la que mejor puede conservar su propia salud.

Dirige asimismo seminarios e internados sobre iridología, tanto en su casa de Escondido, California, como en otros lugares del mundo.

Como presidente de *Iridologists International* publica también un manual para instructores, además de otra literatura varia en relación con la iridología.

Ha completado ya 50 años de práctica que siempre ha incluido la iridología, y cree firmemente que la nutrición y esta ciencia son compañeras inseparables.

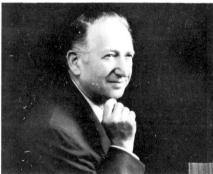

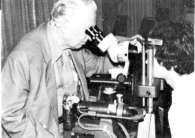

*Iridología simplificada,* reimpresión de la 18C
edición, se terminó en julio de 2009 en los talleres
de Editora y Distribuidora Yug, S.A., Puebla 326-1,
Col. Roma, 06700, México, D. F.